DISCOURS.

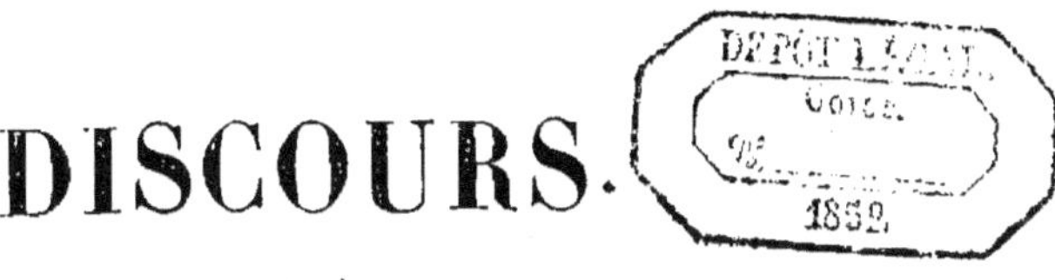

PRONONCÉ

Par le Professeur A. MATTEI D. M. P.

LE 16 AVRIL 1852,

à l'occasion

DE L'OUVERTURE DU COURS D'ACCOUCHEMENTS,

INSTITUÉ PAR LE DÉPARTEMENT DE LA CORSE

A L'HOSPICE CIVIL DE BASTIA.

Pour démontrer :

1° Comment la reproduction dans l'espèce humaine réunit toutes
les générations de l'échelle animale ;

2° Le rôle que joue la femme dans la reproduction
de notre espèce ;

3° Que tout dans la femme, le physique comme le moral,
porte l'empreinte de la fonction de mère
à laquelle elle est destinée.

BASTIA,

IMPRIMERIE DE CÉSAR FABIANI.

1852.

Les personnes qui voudraient connaître seulement la dernière partie de ce discours où l'on parle de la femme morale, peuvent commencer leur lecture à la page 13.

DISCOURS

PRONONCÉ

PAR LE PROFESSEUR MATTEI

LE 16 AVRIL 1852.

MESSIEURS, MESDAMES,

J'ai fait connaître par la voie des journaux l'état déplorable de la pratique des accouchements en Corse, quel serait le plus prompt moyen d'y remédier, et l'utilité que pourra apporter à cet égard le cours d'obstétrique qu'on vient d'instituer ; je ne reviendrai plus sur ces questions ; mais je ne commencerai pas non plus ce cours par la description du bassin, comme le font les professeurs d'accouchements et comme on le fait dans les traités d'obstétrique.

Je vous demanderai la permission de déroger à cette habitude, pour la première séance, dans le but de vous démontrer qu'un cours d'obstétrique n'est pas moins important par son but, que par les relations qu'il a avec le reste des connaissances humaines. C'est vous dire que ce cours n'est pas aussi isolé, aussi aride que semblerait le faire croire l'os par lequel on en commence l'étude.

L'accouchement, envisagé au point de vue le plus élevé, est dans l'espèce humaine l'accomplissement d'une grande fonction que nous partageons avec tous les êtres doués de vie, la reproduction.

Tous les êtres vivants ont une existence limitée, et si le créateur, en leur donnant le jour, ne leur avait pas accordé la faculté de se perpétuer par la reproduction, ils auraient bientôt disparu de la surface de la terre. L'Histoire Sainte ainsi que la géologie nous prouvent que l'homme est le dernier des animaux qui ont paru sur le globe, et cependant l'espèce humaine, comme nous le démontrent les monuments historiques, a plus de quatre mille ans d'existence.

Quand on étudie la génération dans l'échelle animale et que l'on va du simple au composé, on finit par reconnaître que la génération, comme bien d'autres fonctions, est dans l'homme le perfectionnement des générations de tout le règne animal, et, comme vous allez le voir, on ne peut avoir qu'une idée bornée de la grossesse et de l'accouchement dans l'espèce humaine elle-même, si on ne s'élève pas à la hauteur de la fonction dont ces phénomènes sont l'accomplissement dans le reste des animaux.

C'est dans cette vue que je me propose de consacrer la première séance de ce cours à vous indiquer les diverses générations de l'échelle animale, pour vous démontrer comment elles se réunissent toutes dans celle de l'homme. Je pourrai vous faire comprendre alors plus facilement le rôle que joue la femme dans la génération et vous définir avec connaissance de cause ce qu'on entend par obstétrique et par accouchement. Je terminerai enfin cette séance en vous prouvant que la grossesse et l'accouchement ne sont pas dans la femme des phénomènes isolés, mais qu'ils se rattachent à toute son existence; le physique comme le moral porte chez elle le cachet de la grande fonction à laquelle elle a été destinée par le Créateur.

Quand on étudie la reproduction des êtres qui sont au bas de l'échelle animale et qui se confondent avec les végétaux, on trouve que certains d'entr'eux se reproduisent sans qu'on ait trouvé jusqu'à présent un germe apparent de reproduction. Les naturalistes ne sont pas d'accord sur cette génération, mais plusieurs d'entr'eux admettent pour ces êtres une génération spontanée ; ce serait le premier degré de la matière animale qui serait formée de toute pièce.

Chez les animaux un peu plus développés, quoique encore composés de substance cellulaire et homogène, une partie quelconque de leur corps peut servir à la reproduction. Quelques polypes, par exemple, peuvent être divisés impunément en diverses parties, et au lieu d'être détruits ils se multiplient en autant d'individus qu'on a fait de morceaux. Ce mode de reproduction a reçu le nom de génération fissipare.

Le corps de quelques autres polypes, au lieu d'offrir une surface égale, commence à présenter un enfoncement ou rudiment de tube intestinal. Ces polypes se reproduisent par le développement d'une proéminence, qui, arrivée à une certaine dimension, se détache du polype-mère et devient un être semblable à celui dont il a pris naissance. Cette génération, ayant présenté quelque analogie avec les bourgeons des arbres qu'on prendrait dans une bouture ou dans une marcotte, porte le nom de génération gemmipare ; et, selon que le bourgeon s'est développé au dehors du polype ou dans la poche dont nous avons parlé, cette génération est appelée gemmipare interne ou externe.

Jusqu'ici nous n'avons constaté qu'un seul principe, aussi vrai dans le règne végétal que dans le règne animal, la génération spontanée exceptée, à savoir qu'un individu ne peut se reproduire qu'en cédant une partie de son être.

Ce principe nous le retrouverons nécessairement dans le fait de la reproduction de l'homme.

A mesure qu'on monte les degrés de l'échelle animale et que l'on voit l'organisation se compliquer, les fonctions se localisent et la reproduction est, après la nutrition, celle qui occupe le premier rang. Chez les annélides, la sangsue et les vers, par exemple, on ne voit guère d'organes que le tube intestinal, et déjà on y observe un appareil assez compliqué pour la reproduction. De même que dans les plantes la nature a déployé tant de luxe et de coquetterie dans les organes de la reproduction qui sont les fleurs, de même chez les animaux elle s'est plue à en compliquer et en multiplier les appareils.

Dès que la fonction de la génération est localisée on voit qu'elle est confiée à deux organes, qui, quoique séparés, ont besoin de se rapprocher pour l'accomplissement de cette fonction : c'est ce qu'on a appelé la génération sexuelle. Un de ces organes est chargé de produire le germe du nouvel être ; mais ce germe reste endormi jusqu'à ce que l'autre organe vienne y ajouter quelque chose, et y jeter, pour ainsi dire, l'étincelle de la vie. Le premier, ou organe des germes porte le nom d'organe sexuel femelle et celui qui forme la matière vivifiante, ordinairement liquide, porte le nom d'organe sexuel mâle. L'acte par lequel s'effectue la vivification des germes porte le nom de fécondation.

Dans les mollusques, l'huître, par exemple, les deux organes sexuels se trouvent sur le même individu et la fécondation peut se faire sans le secours d'aucun autre. L'huître à l'époque du rut peut donc dans sa coquille satisfaire d'elle même les plaisirs de l'amour.

Dans le limaçon les deux organes sexuels existent bien sur le même individu, mais il ne peut pas se féconder lui-même, il faut qu'il se rapproche d'un autre limaçon qu'il féconde en même temps qu'il en est fécondé. L'hermaphroditisme, qui est si commun chez les plantes, s'arrête aux animaux que nous venons d'indiquer. Il est complet dans l'huître, puisqu'elle peut se féconder d'elle même et il est déjà incomplet dans le limaçon, car il a besoin d'un autre individu pour la fécondation. L'hermaphroditisme, quoi qu'en disent les préjugés, n'a jamais existé dans l'espèce humaine ni dans les animaux des classes supérieures. Une aberration dans la structure et surtout un arrêt de développement dans les organes génitaux ont pu induire en erreur l'homme inexpert qui aurait cru avoir observé des cas de ce genre.

Depuis les mollusques jusqu'à l'homme, les organes sexuels appartiennent donc à deux individus différents, la génération éprouve cependant dans les degrés intermédiaires des modifications que nous allons indiquer.

Chez les poissons, par exemple, la femelle pond les germes à l'état d'œufs sans même connaître le mâle. Ces œufs abandonnés aux eaux restent improductifs jusqu'à ce que le mâle en passant y jette instinctivement la liqueur prolifique ou la laitance. Ces œufs fécondés trouvent ensuite dans l'eau les conditions nécessaires pour éclore et donnent ainsi le jour à des êtres semblables aux poissons dont ils naissent. Cette génération est la génération ovipare dans la plus grande simplicité ; l'œuf quitte la femelle avec les matériaux nécessaires pour que la fécondation, une fois effectuée, le nouvel être se développe jusqu'à ce qu'il puisse vivre dans le monde extérieur. Chez quelques reptiles aussi la fécondation se fait à l'extérieur, mais déjà le rapprochement de deux individus est nécessaire : le mâle se cramponne à la femelle et féconde les œufs à mesure qu'elle les pond.

Dans les classes plus élevées la fécondation ne se fait plus à l'extérieur, mais dans la profondeur même du ventre de la femelle et le rapprochement des sexes ou copulation offre encore des organes spéciaux. Ces organes sont pour le mâle une partie plus ou moins saillante du canal excréteur de la liqueur séminale et qui porte le nom de pénis ou de verge ; pour la femelle, c'est un canal proportionnel pour recevoir cet organe.

La nature, pour assurer la reproduction de ces êtres, a mis tant d'importance dans le rapprochement des sexes qu'elle y a attaché le plaisir le plus vif que puissent éprouver ces animaux. Chez l'homme lui-même ce plaisir, quoique de courte durée, a tant d'appas qu'il n'est pas indifférent même pour les plus austères philosophes.

Les ovipares ont les organes de la copulation peu développés ; chez les oiseaux, par exemple, ils ne sont apparents que pour les naturalistes, mais ceux qui sont plus disposés à la marche qu'au vol et qui constituent le passage des oiseaux aux quadrupèdes les ont assez marqués.

Dans les ovipares la femelle peut pondre des œufs sans l'approche du mâle : seulement ces œufs sont inféconds. Lorsque, au contraire, ils sont fécondés avant leur ponte ils renferment le germe animé et des matériaux pour le nourrir jusqu'à ce qu'il ait acquis la forme qu'il conservera dans le reste de sa vie. Ces œufs n'attendent qu'une chaleur douce et permanente pour produire le nouvel animal.

Chez quelques reptiles l'œuf fécondé se détache de l'ovaire et fait, dans cet état, une partie du chemin ; mais il finit par éclore avant d'arriver à l'anus, de manière qu'au lieu de pondre des œufs ces animaux mettent bas des êtres vivants qui leur ressemblent. Ces animaux ont été appelés, à cause de ce fait, des ovo-vivipares.

Chez quelques animaux des degrés supérieurs, les marsupiaux, l'œuf fécondé se détache de l'ovaire et descend dans une poche ouverte extérieurement. Là il se développe et ne s'en détache que lorsqu'il peut vivre dans le monde extérieur. Nous trouvons dans les ovo-vivipares l'accouche-

ment sans la grossesse, et dans les marsupiaux nous avons
la grossesse et l'accouchement, mais ils sont encore l'un et
l'autre dans un état imparfait. Les ovo-vivipares et les marsupiaux forment ainsi le passage des ovipares aux mammi-
fères ou vivipares dont nous allons parler.

Chez ces animaux, parmi lesquels se trouve l'homme,
l'œuf, après avoir été fécondé, quitte l'ovaire et va se placer
dans un organe spécial qui porte le nom de matrice. Là il
se développe et lorsqu'il a acquis le développement nécessaire et les formes qu'il conservera pendant toute sa vie, il
quitte le sein de la mère. C'est tout ce temps qui porte le
nom de grossesse ou de gestation, et comme le nouveau-né
est alors incapable de vivre du monde extérieur, la mère
le nourrit encore pendant quelque temps du lait de ses mamelles. Ici nous avons la grossesse, l'accouchement et l'allaitement.

Nous venons de parcourir rapidement les diverses générations de l'échelle animale et nous avons pu voir comment ·
elles se compliquent et s'enchaînent avant d'arriver à celle
de l'homme. A partir du polype, l'individu ne peut se reproduire qu'en perdant une partie de son être ; dans la génération gemmipare, ce n'est pas une partie quelconque du
corps qui peut servir à la reproduction, mais une partie qui
se développe pour se détacher ensuite ; et aussitôt que la
génération est confiée à des organes spéciaux, cette fonction est partagée entre deux organes dont la coopération
est indispensable pour la production du nouvel être. Les
deux organes sexuels sont d'abord sur un individu qui peut
se féconder lui-même, puis le concours de deux individus
est indispensable, bien qu'ils portent tous les deux les
mêmes organes ; enfin chaque sexe forme un individu sé-
paré. Bien que ces deux individus doivent coopérer à la fécondation, cette fonction se fait d'abord au dehors, puis
elle se fait dans la profondeur même des organes, mais le

germe fécondé se trouve toujours enfermé dans un œuf qui peut éclore loin des êtres qui lui ont donné le jour. Bientôt cet œuf finit par éclore avant la sortie du ventre de la mère qui, au lieu de pondre un œuf, met bas un être vivant et complet, dans toutes ses parties.

Enfin, dans les classes supérieures, en tête desquelles est l'espèce humaine, le nouvel être naît aussi vivant et complet dans toutes ses parties, mais il a préalablement séjourné pendant longtemps dans la matrice où il s'est développé jusqu'à la naissance, et comme, en venant au monde, il est incapable de se procurer une alimentation, il vit encore quelque temps du lait de sa mère.

La génération, comme vous le voyez, se perfectionne à mesure qu'on monte l'échelle animale, et finit par réunir dans l'espèce humaine les principales conditions qu'on observe dans toutes les générations des autres animaux.

Maintenant que nous sommes arrivés à la génération de l'espèce humaine, nous allons nous y arrêter un instant pour vous faire voir le rôle que joue la femme dans cette fonction.

La femme, vous l'avez pressenti, offre des organes de copulation ou de rapprochement, des organes de fécondation ou de germification, un organe de gestation ou de grossesse, et enfin des organes d'allaitement.

L'organe de la copulation présente à l'extérieur un appareil doué de beaucoup de sensibilité et qui se prolonge intérieurement au moyen d'un canal ou vagin destiné à recevoir l'organe de la copulation de l'homme.

L'organe de la gestation est l'utérus ou matrice, située dans la profondeur du bas ventre. De figure piriforme l'utérus s'implante par son col sur l'extrémité interne du vagin, dans lequel il s'ouvre. Le fond de cet organe est garni de deux petits canaux qui se dirigent vers les organes de la germification ou les ovaires. Ces derniers sont deux glandes de la grosseur d'un œuf de pigeon, placés derrière et un peu au-dessus de la matrice elle-même. Enfin les organes de l'allaitement sont deux glandes situées sur le devant de la poitrine.

Voici maintenant le rôle que joue dans la génération chacun des organes que nous venons d'indiquer.

Les organes génitaux externes de la femme ne servent, dans la copulation, que comme moyen d'excitation. Leur grande sensibilité réveille, pendant cet acte, un orgasme général, et dispose ainsi les organes génitaux internes à recevoir la liqueur fécondante. Cette liqueur, pendant la copulation, est déposée par l'homme dans le fond du vagin et sur l'ouverture même de la matrice. Jusque là la volonté entrait pour beaucoup dans l'acte de la génération, ou, en d'autres termes, la copulation nécessitait le concours de la volonté, mais il n'en est pas de même pour le restant.

La liqueur prolifique est absorbée ensuite par l'utérus, et charriée par deux petits canaux ou trompes jusque sur les ovaires.

A la surface de ces organes se trouvaient déjà les œufs les plus aptes à la fécondation, et qui, par le contact de la liqueur séminale, reçoivent la vivification dont nous avons parlé. L'œuf ainsi fécondé, se détache de l'ovaire et passe dans le pavillon de la trompe qui est disposé en entonnoir pour le recevoir, de là il va dans la cavité de la matrice où il s'arrête définitivement.

Déjà le passage du sperme ou liqueur séminale avait provoqué dans la matrice une sécrétion de lymphe plastique, qui à l'arrivée de l'œuf fécondé commence à être organisée en membrane. Cette dernière, tout en fermant l'utérus pour empêcher la sortie de l'œuf, fait coiffe à l'œuf lui-même et sera désormais une de ses enveloppes.

Une fois que la matrice a reçu l'œuf fécondé, elle devient le centre d'un travail incessant. Elle suspend ses écoulements menstruels pour les employer à la nutrition de l'œuf qui se développe avec elle. A la fin des neuf mois de la grossesse, cette matrice qui avait si bien supporté son fardeau, devient le siége de fortes contractions, elle brise les enveloppes de l'œuf et se fait l'agent principal pour le pousser au dehors. Les parties qui se trouvent sur le passage du fœtus sont, d'un autre côté, préparées à sa sortie, le col de l'utérus se dilate, le vagin s'élargit, et les organes génitaux externes se laissent distendre avec facilité. L'enceinte osseuse elle-même, qui offrait tant de solidité pour contenir ces organes, se relâche dans ses jointures, et le fœtus, suivi de ses enveloppes, traverse ces filières pour venir au monde extérieur.

Pendant que la matrice porte à son terme le produit de la génération, les mamelles de la femme se gonflent. Ces glandes préparent un liquide qui, après avoir disposé avantageusement le tube digestif du nouveau-né, lui offrent une alimentation analogue au sang dont il s'est nourri dans le sein de la mère. Cette nourriture supplémentaire se continue ensuite jusqu'à ce que sa bouche soit garnie des dents nécessaires à la mastication des aliments.

Maintenant que vous avez une idée générale de la génération et de la part que prend la femme à l'accomplissement de cette fonction, nous pouvons définir l'obstétrique et l'accouchement lui-même.

L'obstétrique (*ars obstetrica*) est cette branche des connaissances médicales qui étudie l'œuf humain dès le moment de sa fécondation, le suit pendant son développement et à sa naissance, et ne l'abandonne que lorsqu'il n'a plus besoin de vivre du lait de sa mère.

L'accouchement proprement dit, est cet acte de la nature par lequel le produit de la grossesse ayant atteint le déve-

loppement de la viabilité, quitte la matrice pour se faire
jour au dehors à travers les voies naturelles ou artificielles.

L'obstétrique est donc naturellement divisée en trois
branches : 1° la grossesse, 2° l'accouchement, 3° l'allaitement. Elle ne s'occupe par conséquent ni de la copulation,
ni de la fécondation proprement dite, et si je vous ai parlé
de ces fonctions, il y a un instant, ce n'a été que pour vous
rendre ce cours plus facile à comprendre.

On dirait, d'après ce qui précède, que la femme n'est appelée à être mère que par les organes de la génération et
par les fonctions qui sont attachées à ces organes ; cependant il n'en est pas ainsi. Toute sa vie, toute son organisation, toutes ses facultés sont dirigées vers cette fonction
génératrice. C'est ce qui a fait dire à un médecin philoso-
phe, que la femme n'est ce qu'elle est que par l'utérus. On
ne peut se rendre compte, en effet, d'une foule de phénomènes qu'on voit pendant la grossesse et pendant l'accouchement, si l'on n'apprécie pas à sa juste valeur l'influence
utérine ; à plus forte raison, on ne peut se rendre compte
de tout ce qui se passe dans le physique et le moral de la
femme, si on ne considère pas tout en elle comme le com-
plément de la fonction de mère, qu'elle a été appelée à rem-
plir par le Créateur.

Au physique comme au moral, la femme est faite pour
plaire à l'homme, et pour le rapprocher d'elle, afin d'assurer ainsi la reproduction de notre espèce. Au physique
comme au moral, elle est faite pour conduire, selon les vœux
de la nature, le produit du rapprochement. Vous allez juger
vous mêmes de la vérité de ces deux propositions.

Vue au physique la femme a les formes plus petites mais
plus gracieuses que l'homme. Tandis que chez lui dominent les proéminences, les poils de la barbe, les saillies os-

seuses et musculaires, comme chez les mâles des animaux dominent aussi les crêtes, les cornes, les panaches etc. , chez la femme les formes sont arrondies, le tissu cellulaire sous-cutané se remplit de graisse et masque toutes les saillies désagréables à la vue.

La peau est chez elle plus blanche et plus fine au toucher. La tête plus petite est proportionnellement plus forte en arrière qu'en avant, et les phrénologistes nous donnent l'explication de cette structure. C'est dans la partie postérieure de la tête que résident les facultés génératrices et affectives, tandis que c'est dans la partie antérieure, comme on le voit chez l'homme, que résident les facultés intellectuelles.

Les traits du visage sont chez elle beaucoup plus gracieux. Les muscles sous-cutanés de cette région sont moins développés, et comme la contraction ou l'épanouissement involontaire de ces muscles traduit les affections de l'âme, il est permis à la femme plus qu'à l'homme de dissimuler ce qu'elle pense. Le regard et le sourire peuvent seul trahir sa pensée.

La face chez elle reste toujours imberbe, les couleurs qui l'animent sont plus durables que chez l'homme, et les rides étant aussi plus tardives, il lui est permis de jouir pendant plus longtemps de la grâce de ses traits et de la fraîcheur de son teint.

Le cou est chez elle plus arrondi, la pomme d'Adam moins saillante, et comme le cou est aussi proportionnellement plus long que chez l'homme, il détache mieux chez elle la tête du tronc.

La poitrine est, dans sa partie supérieure, plus vaste que chez l'homme, afin d'offrir de l'espace aux mamelles qui s'y implantent. Les hanches ainsi que tout le bassin sont plus vastes aussi, pour offrir plus d'espace aux organes qu'ils contiennent, et principalement plus d'aisance au produit de la grossesse. Toutes ces parties prennent surtout de l'accroissement lorsque la femme atteint l'âge de la puberté et qu'elle peut devenir mère. La taille se dessine à cet âge, et bien qu'elle soit exagérée par des liens artificiels, il est vrai de dire qu'elle est chez elle naturellement plus fine que chez l'homme.

Les membres chez la femme sont plus courts mais plus gras ; les mains et les pieds sont plus petits mais plus arrondis par des parties molles. L'écartement des hanches fait qu'elle se dandine en marchant, et si elle n'est pas aussi sûre que l'homme sur ses pieds, elle est du moins plus agréable.

Nous avons examiné la femme de la tête aux pieds, et nous avons vu qu'elle a pour elle la beauté et la grâce de tout le corps, ce n'est pourtant pas seulement par les qualités physiques que la nature lui a permis de plaire à l'homme. Les qualités morales, comme vous allez le voir, sont au moins tout aussi marquées que les précédentes.

Dès la première enfance, lorsque les passions et l'éducation elle-même n'ont guère d'empire sur nous, la jeune fille décèle déjà instinctivement les penchants de son sexe.

Mettez ensemble plusieurs enfants âgés de 3 à 7 ans, vous verrez les garçons, plus bruyants, ne s'occuper guère que de tambours, de fusils, de bâtons et d'autres objets familiers au sexe masculin. Les petites filles, au contraire, se mettront souvent à part pour ne s'occuper que de poupées, d'objets de cuisine et d'autres choses qui regardent plus spécialement leur sexe.

Tandis que l'un sera négligé dans sa mise, l'autre tiendra beaucoup à une jolie robe, le goût de la toilette est déjà chez la petite fille plus développé que chez le garçon. On voit avec surprise cet enfant singer déjà la grande femme. Ces goûts sont encore plus développés à l'âge de 8 ou 10 ans. On ne verra guère alors les jeunes filles se mêler aux garçons, mais, réunies entr'elles, elles ne diront et ne feront que des choses qui regardent leur sexe. Le goût pour les affaires du ménage et pour les travaux de l'aiguille, est ordinairement chez elles plus prononcé que celui des études. Tandis que chez les garçons du même âge, s'il y a quelque chose qu'ils préfèrent à l'étude c'est le jeu, la toilette sera, au contraire, une des ambitions de la jeune fille. Elle ne voudra pas être moins bien habillée que sa compagne et souvent elle voudra égaler sa sœur aînée.

De 12 à 16 ans cette jeune fille éprouve un changement qui est sensible même aux yeux les moins observateurs.

Son teint pâlit pour reprendre avec plus de vigueur. C'est ordinairement à cet âge qu'apparaissent les règles, et la jeune fille dès ce moment est initiée à bien des secrets. Elle laisse les enfants de son âge pour fréquenter les grandes demoiselles. Non-seulement elle ne fréquente plus les garçons, mais elle ne parle guère aux hommes sans baisser ses yeux langoureux. Déjà elle met plus de mesure dans son langage, et craint de dépasser la réserve qui distingue son sexe; tout en portant la pudeur sur son visage, elle commence déjà à dissimuler.

Si elle paraissait jusqu'ici devant le miroir ce n'était qu'à titre de curiosité, elle confiait souvent à ses aînées le soin de sa toilette, maintenant elle fait de ce soin un culte personnel, elle passe ses journées entières à la confection d'une broderie, d'une robe ou d'un objet semblable, et n'épargne rien pour en rehausser l'élégance. Jusqu'ici la toilette était une simple curiosité, maintenant elle a un but, c'est celui de plaire. Elle s'empresse d'y joindre tout ce qui embellit son sexe. Elle aime la musique, elle aime la danse, elle s'étudie déjà à la douceur du langage et à l'habitude des compliments. Elle aime la lecture et surtout celle des choses affectueuses et émouvantes. C'est aussi pour elle l'âge le plus dangereux, car elle connaît son avenir mais elle

le voit à travers les illusions : l'expérience ne peut encore
guider ses démarches.

De 16 à 24 ans, la jeune fille jouit de la plénitude des
facultés physiques et morales de son sexe. C'est alors que
pour plaire, elle met à profit les qualités que la nature lui a
départies et cherche même à y joindre les ressources de l'art.
Si tout chez elle ne lui disait pas qu'elle doit s'unir à l'homme, ses compagnes et sa mère elle même, ne le lui laisse-
raient pas ignorer ; le mariage est directement ou indirec-
tement l'objet de ses préoccupations. C'est à cet âge qu'elle
fréquente avec plaisir les spectacles, les promenades et tous
les lieux publics. C'est à cet âge que sans vouloir le pa-
raître, elle tient à briller dans les salons, et si une autre
demoiselle la surpasse en attraits, fût-elle sa plus intime
amie, elle en sera jalouse au fond de son cœur.

Elle ne craint pas de choisir, par la pensée, l'homme dont
elle ferait volontiers son époux, et si ses regards et son langage ne trahissent pas sa pensée, ce n'est que pour cacher
à son entourage l'objet de sa préférence. Celui qu'elle pré-
férera et que souvent elle n'avouera même pas à sa mère, ne
sera pas un vieillard, il ne sera pas non plus un enfant ni un
valétudinaire, mais un homme dont l'âge, le physique et
souvent même le moral, ont quelque chose d'égal ou de
supérieur au sien.

Si l'amour des honneurs et de la fortune fait taire un
instant ce sentiment, et que la jeune fille ne fasse pas un
mariage assorti, la nature, qui parle plus haut que toute
autre voix, se révolte plus tard et met souvent la discorde
dans le ménage.

C'est encore à cet âge que la jeune fille se perfectionne
pour les soins de l'intérieur, et s'essaie, pour ainsi dire, à la
direction de la famille, qui lui sera confiée plus tard. Ce n'est
cependant pas à ces occupations qu'elle s'attache le plus.
Elle cultive de préférence les facultés intellectuelles, qui

distinguent son sexe. On entrevoit alors cet esprit plus fin et gracieux que fort, cette imagination plus riante et vive que profonde, ces pensées plus faciles et brillantes que justes et étendues. Son langage facile et réservé est plus attaché à la forme qu'au fond, et lorsque l'éducation et la nature lui confèrent le don de bien écrire, elle excelle dans les scènes de famille, dans les romans et dans tous les sentiments affectueux. Elle n'a pas de goût pour les sciences profondes, mais elle réussit souvent dans les beaux arts et surtout dans la musique et le dessin. Elle montre de la faiblesse dans son corps comme dans ses facultés, mais elle y supplée par la vivacité et la délicatesse de son esprit; et plus l'âge altère la beauté de ses traits, plus elle s'étudie à plaire par ses qualités morales et intellectuelles.

Si cette demoiselle s'unit en mariage à un homme qui lui convient à plusieurs titres, et surtout à celui qu'elle aime, on voit s'opérer en elle un changement subit. N'aurait-elle jamais parlé à cet homme qu'elle n'a plus de secrets à lui cacher, elle n'a plus de réserve à employer avec lui, elle comble son mari de tous les témoignages d'affection, et partage avec lui toutes les douceurs qu'elle avait rêvées.

C'est elle qui veille désormais à son entretien, à sa santé, à sa table et jusqu'à sa toilette. Il y aura à peine quelques jours qu'elle vit avec ce mari, et elle se sent plus attachée à lui qu'à toute sa famille. L'affection si puissante des parents, des frères, des amies de l'enfance, est dépassée par son amour pour son mari; désormais elle est attachée à son sort et elle le suivra partout où il ira. Tout cet attachement ne se changera pourtant pas en servitude, bien au contraire la domination est l'ambition de la femme; mais comme elle n'a pas la force de son côté, elle prendra de l'ascendant sur son mari par la douceur et par l'adresse, et cette domination, au lieu de rendre l'homme récalcitrant, sera souvent un appas qu'elle aura de plus pour lui plaire. Le mari qui a la conscience de son droit et de sa force, sait bien qu'à tout instant il peut reprendre l'empire que lui a donné la nature. Mais connaissant l'excessive sensibilité de la femme, et la délicatesse de sa constitution, il est pour elle rempli d'égards et de ménagements. C'est lui qui se charge des travaux pénibles, et qui apporte à la maison les moyens de subsistance, il ne laisse ordinairement à la femme que les travaux du ménage et la direction de la famille.

Cette femme va-t-elle devenir mère, elle porte avec satisfaction le fruit de sa grossesse. Laissant la vie de plaisir qu'elle cherchait dans le monde, elle se concentre dans son intérieur et fait pendant neuf mois les préparatifs nécessaires à sa délivrance. Les premiers mouvements que fait l'enfant dans son sein, lui font oublier les ennuis et les indispositions de la grossesse.

Que les douleurs de l'enfantement sont grandes ! et pourtant la femme les endure avec patience. Celle qui a vécu dans le luxe et dans les plaisirs, celle qui n'aurait pas souffert le plus petit mal de tête sans faire des contorsions et pousser des gémissements, la femme qui aurait vécu sur les marches d'un trône, endure avec patience les douleurs de l'enfantement, et le premier cri qu'elle entend de son enfant lui fait oublier aussitôt toutes ses souffrances.

La plus forte douleur que puisse éprouver une femme mariée, est celle de ne pouvoir donner le jour à un enfant. Elle endurerait pour en avoir un seul toutes les douleurs réunies de dix accouchements, et accepterait quelquefois la mort elle-même.

L'enfant devient maintenant l'objet de ses soins les plus assidus. Que de sommeils dérangés, que de journées sans repos pour élever cet enfant ! L'allaitement n'est pas moins incommode que la grossesse, et cependant le plus grand plaisir que puisse éprouver une femme, lorsque sa santé le lui permet, est de donner son lait à celui auquel elle a donné son sang.

C'est elle qui guide les premiers pas de cet enfant, et le premier mot qu'il articule étant celui de *maman*, elle est heureuse d'être désignée par les premiers expressions qui sortent de sa bouche. Déjà elle attribue à cet enfant des idées et de la volonté, elle lui parle comme s'il comprenait ses paroles, et lui apprend ainsi lentement le langage : enseignement qui aurait épuisé la patience du rhéteur le plus éprouvé.

L'enfant grandit et il n'y a rien que ne fasse la mère pour veiller à son développement, elle endure la fatigue, la faim et la soif, elle mendie son pain plutôt que de laisser souffrir son enfant. Il n'y a pas de sacrifice qu'elle ne s'impose, il n'y a pas de danger qu'elle n'affronte pour lui assurer l'existence. La femme la plus douce devient une furie contre celui qui oserait porter la moindre atteinte à la vie de cet enfant. Sa santé est-elle altérée? la mère n'a plus de repos, elle fait preuve alors d'une force et d'une constance dont elle ne se serait pas sentie capable, et si on lui disait que pour sauver son fils il lui faudrait sucer la plaie à laquelle il succombe, elle n'hésiterait pas un instant a en aspirer le venin.

A peine les soucis du développement physique diminuent que commencent ceux du développement moral. Elle veille à l'instruction de son enfant, et commence à lui former le cœur. C'est elle qui grave dans son esprit vierge les premières pensées qui sont les plus ineffaçables, et desquelles dépend souvent tout l'avenir de l'homme. Ce n'est pas sans motifs que beaucoup de grands hommes ont eu pour mères des femmes remarquables. Cette mère qui, au milieu des caresses et des soins assidus, ne ménage pas les réprimandes est toujours pourtant l'objet chéri de son fils. C'est auprès d'elle qu'il accourt lorsque quelque chose le menace, c'est encore à elle qu'il a recours lorsqu'il veut obtenir quelque chose, car il sait par expérience qu'il obtiendra d'elle ce qu'il ne pourrait espérer d'aucune autre personne, si chère lui fût-elle.

Les préoccupations de la femme augmentent avec l'âge de ses enfants. Elle se fait l'ange tutélaire de sa fille, à laquelle elle parle déjà par l'exemple de son activité, de sa patience et de sa douceur; c'est elle qui en dirige désormais tous les pas. Elle sait lui inspirer le goût de l'ordre et de la propreté, tout en éloignant le luxe et la mollesse. Sans effacer en elle le désir de plaire elle lui indique, comme moyen d'y parvenir, les vertus plutôt que la parure. Elle sait lui inspirer le goût des usages du monde tout en éloignant d'elle l'orgueil, l'esprit de critique et la jalousie; elle la rend aimable et polie sans la rendre coquette; elle la rend juge sévère de sa propre valeur, la met en garde contre la flatterie et la rend ainsi simple et modeste; elle lui inspire ainsi la douceur sans l'affectation et la bassesse.

Compagne inséparable de sa fille, elle ne laisse tomber ses yeux, dans la lecture comme dans la conversation, que sur les exemples qui peuvent ajouter à ses vertus. Là où ne peut arriver sa voix elle invoque le secours de la conscience et de la religion, là où ne peuvent arriver ses lumières, elle appelle à son aide les connaissances des meilleurs maîtres.

Pendant qu'elle contribue ainsi à donner une éducation à ses enfants elle accroît leur fortune par l'ordre et l'économie qu'elle maintient dans le ménage, elle n'est tranquille enfin que lorsqu'elle voit ses filles établies et ses garçons dans une carrière qui leur promet de l'avenir : elle n'est heureuse que lorsqu'elle se voit représentée dans ses petits fils.

Cette femme qui touche ainsi au terme de sa carrière, ayant rempli, avec le compagnon de ses jours, la mission que lui avait donnée le Créateur, tourne plus que jamais ses affections vers le Ciel et meurt en aimant comme elle avait vécu.

Je viens de parcourir le cercle que je m'étais tracé et je crois vous avoir prouvé que l'obstétrique n'est pas aussi isolée, aussi aride qu'elle semblerait l'être de prime abord. Elle entre largement, comme vous avez vu, dans les sciences naturelles, elle embrasse presque toute la physiologie de la femme et n'est pas étrangère à l'état moral de la société humaine.

L'obstétrique n'est pas, d'un autre côté, la moins importante des branches médicales, car elle étudie l'état normal et l'état pathologique de l'homme depuis les premiers instants de sa conception jusqu'à la fin de l'allaitement : c'est à dire, qu'elle étudie la période la plus difficile et la plus cachée de toute sa vie. Vous comprendrez encore plus son importance à mesure que nous avancerons dans ce cours, et vous serez de plus en plus étonnés qu'on ait abandonné jusqu'ici la pratique des accouchements à des personnes qui n'ont jamais eu aucune notion d'obstétrique.